révet

I0070363

T^{40}_{3C}

NOTES

SUR

LES BONBONS COLORIÉS

PAR DES SUBSTANCES VÉNÉNEUSES.

PAR G. TRÉVET (DE CAEN.)

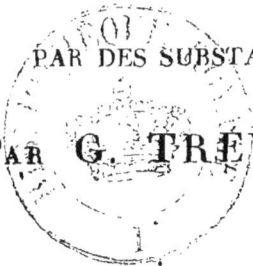

NOTE

Sur les bonbons coloriés par des substances vénéneuses;

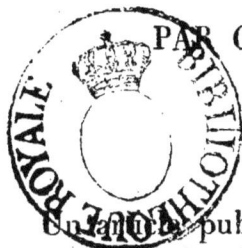

PAR G. TRÉVET (DE CAEN).

————— ✹✷✷✹ —————

Un fait publié par M. Chevallier dans le n° 2
du *Journal de Chimie médicale*, de cette année, article dans lequel l'auteur fait connaître les précautions
prises dans la capitale pour prévenir les accidens
graves qui pourraient résulter de l'emploi de substances minérales dans la coloration des bonbons, m'a
porté à rechercher si des précautions semblables
avaient été prises pour les départemens, qui tirent
leurs bonbons des principaux magasins de la capitale.

Dans un voyage que j'ai fait tout récemment en
province, je me suis procuré divers échantillons de
bonbons coloriés en jaune et en rouge, et j'ai acquis
la preuve que ces bonbons avaient été coloriés avec
des substances minérales. Les pralines ordinaires contenaient du sulfure rouge de mercure (vermillon);
les bonbons jaunes, du chrômate de plomb; des non-
pareilles, ou petites dragées fines vertes, destinées
à être répandues sur la pâtisserie, avaient été coloriées avec le vert de Schweinfurt (arsenite de cuivre).
Des informations que j'ai prises m'ont convaincu que
ces bonbons avaient été expédiés de Paris. Il est assez
probable que des confiseurs de la capitale, craignant
de vendre sous les yeux de l'autorité ces sortes de

dragées, n'hésitent pas de les expédier en province, où les autorités locales ne surveillent peut-être pas assez la vente de ces produits. Il serait donc de la plus haute utilité que les maires des villes de province, spécialement chargés de veiller à la salubrité publique, fissent connaître, par une affiche, à leurs concitoyens, l'ordonnance du préfet de police du département de la Seine, ou qu'ils rédigeassent eux-mêmes un avis à ce sujet, dans le but de mettre le public et les confiseurs en garde contre les dangers qui peuvent résulter de l'emploi de substances minérales dans la coloration des bonbons. Cet avis devrait donner la nomenclature de toutes les substances, végétales ou minérales, dont l'emploi est prohibé ; car un confiseur qui sait que l'on ne doit pas se servir de jaune de chrôme (chrômate de plomb), pourrait fort bien employer le jaune de Naples (oxide de plomb et d'antimoine), substance également vénéneuse. Il serait bon aussi de faire faire des visites par des hommes de l'art, afin de s'assurer si les bonbons ou dragées expédiés de Paris ou faits en province, contiennent ou non des substances délétères.

De retour à Paris, je me suis présenté dans les maisons qui avaient expédié des bonbons coloriés en province. J'ai soumis à l'analyse plusieurs échantillons de bonbons jaunes et de pralines rouges. Les premiers ne contenaient pas de substance minérale ; mais les pralines communes avaient été coloriées avec le sulfure rouge de mercure ; toutes les pralines fines l'é-taient avec le carmin (1), substance totalement inerte.

---

(1) Comme le carmin est quelquefois mêlé avec du vermillon,

Ces dernières sont faciles à reconnaître à la seule inspection : elles ont une très belle couleur rose, tandis que les autres ont une couleur matte peu agréable à l'œil. Il résulte de renseignemens qui m'ont été donnés par les ouvriers, que le carmin ne peut être employé dans la coloration des pralines communes, parce que le sucre dont on se sert, étant d'une qualité inférieure, donne une couleur brunâtre, tandis que le carmin conserve sa belle couleur rose avec le sucre de première qualité. Le prix auquel se vendent les pralines communes ne permettant pas d'employer de beau sucre, ils sont ainsi obligés, disent-ils, de se servir de vermillon comme substance colorante. Il y en entre environ une once pour vingt livres de pralines ; mais comme les ouvriers pèsent rarement la quantité qu'ils emploient, il est possible qu'elle soit plus forte. Cependant il est juste de dire, qu'à Paris, on rencontre maintenant beaucoup moins de bonbons coloriés avec des substances minérales qu'on ne faisait auparavant. Dernièrement encore j'ai acheté chez plusieurs confiseurs des pralines communes, et je n'y ai pas trouvé de cinabre. On s'était servi pour leur coloration de laques rouges, de bol d'Arménie, etc., substances à peu près inertes.

L'analyse de plusieurs échantillons de bonbons jaunes achetés à Paris ne m'a démontré la présence d'aucune substance minérale. La couleur jaune avait

---

pour s'assurer s'il est pur, on met à profit la propriété que possède le carmin, de se dissoudre dans l'ammoniaque. Tout ce qui lui est étranger reste intact, et l'on peut en estimer la proportion en faisant dessécher le résidu.

été donnée, ou avec les graines de Perse et d'Avignon, ou avec les laques alumineuses de ces substances.

Il est de la plus haute importance que les personnes chargées de visiter les différens produits qui se vendent chez les confiseurs apportent tous leurs soins à l'examen des papiers colorés qui servent à envelopper les bonbons. Les papiers blancs lissés sont ordinairement préparés avec des substances minérales très dangereuses ; les papiers verts le sont aussi souvent avec du vert de Schweinfurt, poison minéral très violent, qui contient du cuivre et de l'arsenic. L'ordonnance du préfet de police de la Seine en a sagement prohibé l'emploi. Je donnerai textuellement cette ordonnance à la fin de cette Note.

M. Chevallier a donné, dans le mémoire précité, les moyens de reconnaître les bonbons coloriés avec le chrômate de plomb, le sulfure de mercure et l'arsenite de cuivre. Mais comme il peut s'en rencontrer de coloriés avec d'autres substances également dangereuses, je vais donner ici le mode d'analyse suivi par le docteur O'Shaughnessy de Londres, mode consigné dans un mémoire publié par ce savant anglais, dans le n° 402 de *The Lancet*. J'ai répété la plus grande partie des expériences du docteur O'Shaughnessy sur les laques végétales, le carmin, la gomme gutte, etc., et je les ai trouvées parfaitement concluantes.

Je crois rendre un service aux personnes qui pourraient se trouver chargées de faire des analyses de bonbons suspectés, en traduisant ici le mode d'analyse suivi par le docteur O'Shaughnessy.

Mode d'analyse des bonbons suspects. « Si la couleur n'est qu'à l'extérieur, on agite dans un verre avec de l'eau distillée ; on décante, et si la liqueur est transparente et colorée, on filtre et l'on conserve pour l'analyse. Si au contraire la couleur règne dans toute la partie intérieure du bonbon , on le réduit en poudre ; on fait bouillir le tout dans une fiole avec de l'eau distillée qui dissout le sucre ; on verse ensuite la liqueur dans une capsule de verre , et on la fait évaporer lentement, soit au bain-marie, soit au bain de sable. Si , dans les deux cas ci-dessus , la liqueur est transparente et incolore (ce qui annon-cerait que la matière colorante est une substance minérale ou une laque végétale) , on peut la jeter et ne garder que le précipité. Si la liqueur est colorée et qu'il y ait en même temps un abondant précipité, cela indique un extrait végétal et une laque ou subs-tance minérale. Dans ce cas , il faut soumettre et la liqueur et le précipité à l'analyse. Si enfin on n'ob-tient pas de précipité, et que la liqueur conserve, en filtrant , une couleur foncée transparente, c'est cette même liqueur qu'il faut soumettre à l'analyse. »

Analyse des bonbons jaunes.

» On emploie ordinairement pour donner cette cou-leur, ou le chrômate de plomb, ou le minium (deu-toxide de plomb), ou le jaune de Naples (oxide de plomb et d'antimoine), ou la gomme gutte , ou enfin les laques végétales.

» Les bonbons coloriés avec la gomme gutte, après avoir été agités dans l'eau distillée, donnent une émulsion jaune , épaisse, sans précipité. On fait éva-porer cette émulsion jusqu'à siccité; on verse ensuite sur le résidu un peu d'alcool rectifié, qui dissout de suite la gomme gutte dans un état de pureté. On transvase dans un verre à expérience cette solution alcoolique, en y ajoutant un peu d'eau distillée. La gomme gutte se trouve sur-le-champ, précipitée en jaune vif. Une goutte ou deux d'ammoniaque concentrée, redissolvent la gomme gutte, en donnant à la liqueur une belle couleur rouge de sang. L'addition de quelques gouttes d'acide nitrique redonne un précipité d'un jaune pâle. Cette série de phénomènes suffit pour démontrer la présence de la gomme gutte.

» Si la couleur jaune provenait du curcuma, du safran, ou de toute autre substance végétale, on aurait une *solution* et non une *émulsion* (1); l'eau ne la précipiterait pas de sa solution alcoolique, ni l'acide nitrique de sa solution ammoniacale. Deux ou trois bonbons suffisent pour faire cette expérience, puisque, par ce procédé, on peut découvrir jusqu'à la 100ᵉ partie d'un grain de gomme gutte.

» Si, après avoir mis les bonbons jaunes en contact avec l'eau distillée et les avoir retirés, vous obtenez un précipité, la matière colorante sera ou du chrômate de plomb, ou du protoxide de plomb, ou du jaune de Naples, ou bien enfin une laque végétale d'alumine ou de chaux : dans la plupart des cas, le précipité contient du sulfate de chaux. On peut maintenant facilement connaître quelle est la substance colorante par le procédé suivant : on place une légère portion de la substance suspectée sur une petite plaque de mica ; on y ajoute une goutte ou deux d'eau distillée, et on

_____

(1) Cette différence entre l'émulsion et la solution ne nous a pas paru très tranchée dans les différentes expériences que nous avons faites sur la gomme gutte.   G. T.

la tient au-dessus d'une lampe à esprit-de-vin, jusqu'à ce qu'elle soit chauffée au rouge; si c'est une laque végétale de chaux ou d'alumine, elle se charbonne, noircit, donne de la fumée, et laisse pour résidu une petite masse brillante, blanche et molle, entièrement soluble dans l'acide acétique; si c'est une laque de chaux, une portion de cette masse fait virer au rouge le papier de curcuma; elle ne produira pas cet effet si c'est une laque d'alumine.

» Si, au lieu de se charbonner et de blanchir, la masse devient rouge et est entourée d'un petit cercle jaune, la matière colorante est du protoxide de plomb.

» Si, pendant l'opération, il se dégage d'épaisses vapeurs blanches, laissant un cercle de la même couleur sur la plaque de mica, la substance colorante, outre le plomb, contient vraisemblablement de l'antimoine, et est, par conséquent, du jaune de Naples.

» Si la matière colorante est du chrômate de plomb, l'action de la chaleur donne lieu au phénomène suivant : d'abord la masse noircit, ensuite elle devient rouge à la surface, et puis on aperçoit de petits points d'un beau vert; ce changement de couleur devient plus frappant par l'addition d'une goutte d'eau.

» Toute cette série d'expériences suffit pour mettre sur la voie, mais il faut chercher des preuves plus irréfragables. Quand on soupçonne la présence du protoxide de plomb, on traite un grain ou deux de la masse jaunâtre provenant du lavage des bonbons, par dix gouttes d'acide nitrique et six d'acide hydrochlorique, dans un verre de montre; on le soumet à une légère chaleur, et bientôt il se forme de petits flocons blancs de chlorure de plomb à la surface de la liqueur; on les ôte avec un tube capillaire, on les met

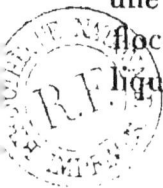

sur un morceau de charbon noir, et, à l'aide d'un chalumeau, on obtient des globules de plomb métallique, entourés de cercles concentriqués de couleur jaune et rouge.

» Si la production de vapeurs blanches épaisses fait soupçonner la présence de l'antimoine, on traite la matière jaune, comme on vient de le dire ci-dessus, par l'acide nitrique et l'acide hydro-chlorique. On ôte le chlorure de plomb qui se forme, et l'on fait évaporer le reste de la liqueur jusqu'à siccité ; on ajoute au résidu quelques gouttes d'eau distillée. Pour peu qu'il y ait d'antimoine, il se forme un précipité blanc ; en soumettant ce précipité à un léger courant d'hydrogène sulfuré, on aura un sulfure d'antimoine de couleur jaune-orangé : un demi-grain de jaune de Naples suffit pour faire cette expérience.

» Si la présence de points verdâtres (oxide de chrôme) fait soupçonner le chrômate de plomb, on prend deux ou trois grains de la matière jaune qui reste, et on l'expose à la chaleur pendant un quart d'heure sur une plaque de mica, en y ajoutant une quantité égale de nitrate de potasse. Il y a formation de nitrate de plomb et de chrômate de potasse ; les points verts disparaissent et l'on aperçoit dans le nitre en fusion des parcelles rouges de minium (deutoxide de plomb). Alors on arrête la fusion ; on fait dissoudre la masse dans une petite capsule de verre, avec un peu d'eau distillée ; on sépare l'oxide de plomb et on transvase la liqueur dans une autre capsule. En versant dans cette solution du nitrate ou de l'acétate de plomb, on aura un précipité jaune de chrômate de plomb. Pour réduire l'oxide rouge de plomb ou se sert des moyens donnés plus haut.

Analyse des bonbons rouges.

» Les bonbons rouges, ou pralines, mis en contact avec l'eau distillée, donneront, ou une solution transparente colorée sans précipité, et qui filtrera facilement, ou une solution colorée avec précipité, ou bien encore un précipité seulement, sans que la liqueur soit colorée.

» Dans le premier cas, si le chlore décolore entièrement la liqueur, si l'acide sulfurique lui donne une couleur jaune-orangé, l'ammoniaque une couleur violette, et que le sulfate de fer n'y produise pas une couleur noire, on peut en conclure que la matière colorante employée était la cochenille.

» S'il y a précipité, et qu'en l'exposant à la chaleur sur une plaque de mica il se charbonne, noircisse et devienne blanc, et que cette masse blanche soit soluble dans l'acide acétique, ce sera une laque végétale d'alumine ou de chaux, ou très probablement du carmin.

» Si le précipité est d'un rouge vif, ce sera ou du sulfure de mercure, ou du deutoxide de plomb. Dans les deux cas, on fait chauffer la substance sur une plaque de mica ; si c'est de l'oxide de plomb, la couleur ne change pas, même à la chaleur rouge ; si, au contraire, c'est du sulfure de mercure, il noircit à la moindre application de chaleur, et redevient rouge en refroidissant : ce changement de couleur aura lieu jusqu'à l'entière volatilisation du mercure.

» Maintenant si l'on veut se procurer le métal en nature, on fait bouillir la substance dans une capsule de verre avec un peu d'acide hydro-chloro-nitrique. Quand, au moyen des expériences ci-dessus mentionnées, on soupçonne la présence du plomb, on agit, pour la réduction de ce métal, comme nous l'avons déjà rapporté ; mais si c'est le sulfure de mercure dont on soupçonne la présence, on fait évaporer la liqueur presque à siccité ; alors on aperçoit de petits cristaux brillans que l'on fait dissoudre dans un peu d'eau distillée aiguisée d'acide nitrique. Si l'on met une bague en or en contact avec la liqueur, on voit se former sur-le-champ une tache blanche sur la bague, quand même le liquide ne contiendrait que $\frac{1}{1000}$ de grain de mercure.

» Tous les bonbons bleus que j'ai examinés étaient coloriés avec le bleu de Prusse. L'analyse en est bien simple. On met les bonbons en contact avec de l'eau distillée ; on agite un peu et l'on obtient une substance bleuâtre qui se dépose par décantation. En faisant chauffer cette substance avec un peu d'oxide rouge de mercure la couleur bleue disparaît, et l'on voit de petits flocons d'un brun–rougeâtre (protoxide de fer) flotter à la surface du liquide. On filtre ; on dissout dans l'acide nitrique la masse qui reste sur le filtre, et en traitant cette solution par l'hydro-cyanate de potasse, on obtient une belle couleur bleue (l'hydro-cyanate de peroxide de fer, ou bleu de Prusse.)

Analyse des bonbons verts.

» Dans tous les bonbons verts que j'ai analysés, j'ai trouvé, à une seule exception près, du bleu de Prusse et une laque jaune végétale pour matière colorante. Le seul échantillon qui contenait du carbonate de cuivre, fut mis en contact avec de l'acide nitrique : cette solution fut divisée en trois portions ; de l'ammoniaque versée dans la première donna un beau

précipité bleu d'oxide de cuivre ; l'hydro-ferro-cya-
nate de potasse donna, avec la seconde, un précipité
brun-marron ; et la troisième, dégagée de l'oxide de
cuivre par un courant d'hydrogène sulfuré, donna,
avec l'oxalate d'ammoniaque, un précipité blanc qui,
par l'application de la chaleur, fut converti en carbonate de chaux.

» L'analyse des papiers coloriés étant la même que
celle des substances dont nous avons parlé ci-dessus,
nous n'en dirons rien ici ; il est bon seulement de faire
remarquer qu'il ne faut pas couper le papier en trop
grands morceaux, ni le laisser en contact avec l'eau
distillée, aussitôt qu'il est décoloré. Les papiers coloriés avec le vermillon donnent, en les exposant au
feu ou à la lampe, les mêmes phénomènes de noir
et de rouge dont nous avons parlé en traitant de l'analyse des bonbons rouges. »

Le docteur O'Shaughnessy termine la partie analy-
tique de son Mémoire en faisant observer que l'ab-
sence du vert de Schweinfurt dans les bonbons verts
qu'il a soumis à l'analyse provient probablement de
ce que les marchands de couleurs, à Londres, ne
vendent jamais cette substance dans un état de pureté ;
ce qu'ils donnent pour du vert de Schweinfurt et
même pour du vert de Schèele, est un mélange de
carbonate de cuivre et de chaux.

Je ne puis que répéter, en terminant cette note,
qu'il serait à désirer que l'on prît en province des
précautions semblables à celles que l'on prend à Paris contre la vente des dragées et sucreries coloriées avec des substances délétères, soit minérales,
soit végétales. C'est surtout aux approches du premier jour de l'an, époque à laquelle il se fait un

grand débit de bonbons, que l'autorité, dans les provinces, devrait faire faire les visites les plus rigoureuses par des hommes de l'art, afin de prévenir les accidens, souvent fort graves, qui peuvent résulter de la libre vente de ces différentes espèces de confiseries. Déjà, je viens d'apprendre qu'à Rouen l'autorité a demandé à M. Girardin, professeur de Chimie dans cette ville, un rapport sur les bonbons coloriés. Je ne doute nullement que l'exemple donné par les magistrats de la ville de Rouen ne soit suivi par ceux des autres villes de province : ce sera un véritable service rendu au public.

PRÉFECTURE DE POLICE.

Ordonnance concernant les pastillages, les liqueurs et sucreries coloriées.

Paris, le 10 décembre 1830.

NOUS, PRÉFET DE POLICE, considérant qu'il se fait dans Paris un débit considérable de liqueurs, bonbons, dragées et pastillages coloriés;

Que, pour colorer ces marchandises, on emploie fréquemment des substances minérales qui sont vénéneuses, et que cette imprudence a donné lieu à des accidens graves;

Que les mêmes accidens sont résultés de la succion des papiers blancs, lissés ou colorés avec des substances minérales, dans lesquels les sucreries sont enveloppées ou coulées;

Vu, 1° les rapports du Conseil de Salubrité;

2° L'Ordonnance de Police du 10 octobre 1742;

3° La loi des 16 — 24 août 1790 et celle du 22 juillet 1791;

4° Le Code de brumaire an IV;

5° Les articles 319 et 320 du Code pénal,

Ordonnons ce qui suit :

ARTICLE PREMIER. Il est expressément défendu de se servir d'aucune substance minérale pour colorer les liqueurs, bonbons, dragées, pastillages et toute espèce de sucrerie et pâtisserie.

On ne devra employer, pour colorer les liqueurs, bonbons, etc., que des substances végétales, à l'exception de la gomme gutte et de l'orseille.

ART. 2. Il est défendu d'envelopper ou de couler des sucreries dans des papiers blancs, lissés ou coloriés avec des substances minérales.

Art. 3. Les confiseurs, épiciers ou autres marchands qui vendent des liqueurs, bonbons ou pastillages coloriés, devront les livrer enveloppés dans du papier qui portera des étiquettes indiquant leur nom, profession et domicile.

Art. 4. Les fabricans et marchands seront personnellement responsables des accidens occasionés par les liqueurs, bonbons et autres sucreries qu'ils auront fabriqués ou vendus.

Art. 5. Il sera fait des visites chez les fabricans et détaillans, à l'effet de constater si les dispositions prescrites par la présente Ordonnance sont observées.

Art. 6. Les contraventions seront poursuivies, conformément à la loi, devant les tribunaux compétens.

La présente Ordonnance sera imprimée, etc.

Le préfet de police,   comte TREILHARD.

———

Avis sur les substances colorantes que peuvent employer les confiseurs ou distillateurs pour les bonbons, pastillages, etc.

Couleurs bleues.

L'indigo, que l'on dissout fréquemment par de l'acide sulfurique ou huile de vitriol.

Le bleu de Prusse ou de Berlin.

Ces couleurs se mêlent facilement avec toutes les autres et peuvent donner toutes les teintes composées dont le bleu est l'un des élémens.

Couleurs rouges.	Couleurs jaunes.
La cochenille.	Le safran.
Le carmin.	La graine d'Avignon.
La laque carminée.	La graine de Perse.
La laque du Brésil.	Le quercitron.
	Le fustet.

Les laques alumineuses de ces substances.

Les jaunes que l'on obtient avec plusieurs des matières désignées, et surtout avec les graines d'Avignon et de Perse, sont plus brillans et moins mats que ceux que donne le jaune de chrôme, dont l'usage est dangereux.

Couleurs composées.

Vert. On peut produire cette couleur avec le mélange du bleu et des diverses couleurs jaunes ; mais l'un des plus beaux est celui que l'on obtient avec le bleu de Prusse ou de Berlin et la graine de Perse ; il ne le cède en rien, pour le brillant, au vert de Schweinfurt, qui est un violent poison.

Violet. Le bois d'Inde.

Le bleu de Berlin. Par des mélanges convenables on obtient toutes les teintes désirables.

Pensée. Le carmin.

Le bleu de Prusse ou de Berlin. Ce mélange donne des teintes très brillantes. Toutes les autres couleurs composées peuvent être préparées par des mélanges que le confiseur ou le distillateur sauront approprier à leurs besoins.

Liqueurs.

Le liquoriste peut faire usage de toutes les couleurs précédentes ; mais quelques autres lui sont nécessaires ; il faut préparer avec les substances suivantes diverses couleurs particulières.

Pour le curaçao d'Hollande, le bois de Campêche.

Pour les liqueurs bleues, l'indigo dissous dans l'alcool.

Pour l'absinthe, le safran.

Substances dont il est défendu de faire usage pour colorer les bonbons, pastillages, dragées et liqueurs.

Toutes les substances minérales, le bleu de Prusse excepté, et particulièrement

Le jaune de chrôme, connu en chimie sous le nom de *chrômate de plomb*, et qui est formé de deux substances vénéneuses.

Le vert de Schweinfurt, violent poison qui contient du cuivre et de l'arsenic.

Les confiseurs ne doivent employer non plus, pour mettre dans leurs liqueurs, que des feuilles d'or et d'argent fin : on bat actuellement du chrysocale presque au même degré de ténuité de l'or; cette substance, contenant du cuivre, ne peut être employée par le liquoriste.

Quelques distillateurs se servent d'acétate de plomb ou sucre de saturne pour clarifier leurs liqueurs; ce procédé est susceptible de donner lieu à des accidens graves, l'acétate de plomb étant un violent poison.

Papiers servant à envelopper les bonbons.

Il est important d'apporter beaucoup de soins dans le choix du papier colorié et du papier blanc qui servent à envelopper les bonbons. Le papier colorié et le papier blanc lissé sont ordinairement préparés avec des substances minérales très dangereuses. Le papier colorié avec des laques végétales peut être employé sans inconvénient.

Imprimerie de ALFRED COURCIER, rue du Jardinet, n° 12.